AF259592

TABLEAU

DES MÉDICAMENTS INCOMPATIBLES

ET DES CONTRE-POISONS.

TRAVAUX DU MÊME AUTEUR.

Mémoire sur les Poudres féculentes de Salsepareille et de Quinquina, 1841.

Mémoire sur la Pâte d'Escargots, 1840.

Observations sur l'Iodure de Potassium. (*Clinique de Montpellier.*)

Note sur la Pommade de Vératrine. (*Idem.*)

De la Graisse rance sur la Vératrine. (*Journal de la Société de médecine-pratique.*)

Décomposition du Cyanure de Potassium par son association avec la Digitale en poudre. (*Journal de la Société pharmaceutique de Montpellier.*)

Sirop de Sorbes. (*Idem.*)

De la Falsification et de la Pulvérisation du Safran. (*Revue thérapeutique de Montpellier.*)

Sur le Tartrate Ferrico-Potassique. (*Idem.*)

Sur les Loochs Blancs. (*Idem.*)

Sur les Mucilages. (*Idem.*)

Sur l'Art de formuler les Pilules. (*Idem.*)

Sur la Pommade de Janin. (*Idem.*)

Histoire du Kino ou Gambier de la Chine. (*Idem.*)

Mémoire sur l'Eclairage par l'Alcool, et de l'Alcool dénaturé par l'Ether ; adressé à la Société d'agriculture de Montpellier et à M. le Préfet de l'Hérault, le 18 octobre 1842.

De l'Acide Carbonique, et de son action sur l'économie animale ; Mémoire lu au Cercle pharmaceutique de Montpellier.

TABLEAU

DES MÉDICAMENTS INCOMPATIBLES

ET DES CONTRE-POISONS,

PAR

F. SAUVAN,

PHARMACIEN A MONTPELLIER.

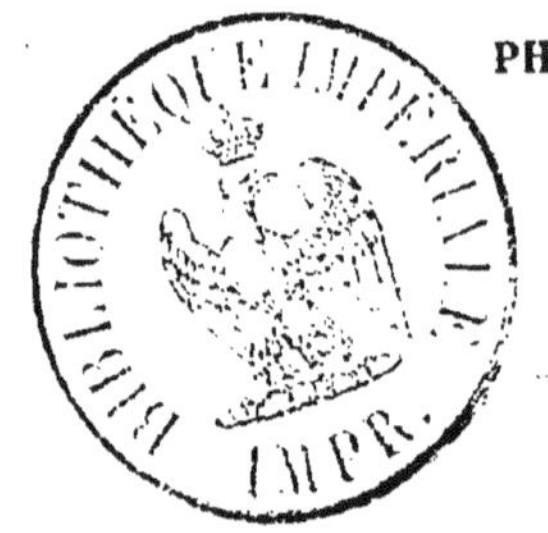

MONTPELLIER,

JEAN MARTEL AINÉ, IMPRIMEUR DE LA FACULTÉ DE MÉDECINE,
près la Préfecture, rue Canabasserie, 10.
1852

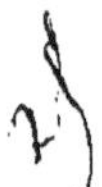

Le Tableau que nous offrons au public médical sur les incompatibilités, les contre-poisons et les doses des substances les plus usitées en médecine, est appelé à rendre un grand service aux Médecins et aux Pharmaciens. Ce n'est pas comme œuvre nouvelle que nous le recommanderons, car notre travail existe tout formé, si l'on consulte les livres de matière médicale, de pharmacologie et de toxicologie ; mais nous croyons utile d'avoir pu grouper dans un seul cadre tous ces matériaux épars dans différents ouvrages. Il est, en effet, utile d'éviter aux Médecins des recherches souvent difficiles, en leur mettant sous les yeux, sans consulter les traités de matière médicale, depuis les plus faibles jusqu'aux plus fortes doses des médicaments, administrées aux adultes dans les vingt-quatre heures. Avec ces indications, le Médecin n'a qu'à prendre la moyenne entre ces doses, suivant l'âge et le tempérament du malade.

Dans les cas d'empoisonnement, où le moment décide souvent de la vie, le Praticien ne le perdra pas en longues recherches ; il trouvera dans notre Tableau, marqués par un astérisque (*), les contre-poisons des substances vénéneuses mises en regard. Quant aux substances incompatibles, notre œuvre doit être constamment entre les mains des Médecins, des Pharmaciens et des Vétérinaires ; ils éviteront ainsi des erreurs souvent fort regrettables.

F. SAUVAN.

TABLEAU

DES MÉDICAMENTS INCOMPATIBLES

ET DES CONTRE-POISONS.*

Noms des substances	incompatibles avec
Acétate d'ammoniaque, esprit de Mindérérus, intérieur, de 1 gr. à 100 gr. dans 1 litre d'eau ou tisane.	Les acides, les sels métalliques, les carbonates alcalins, l'alun.
Acétate de plomb, sel de Saturne, et sous-acétate de plomb, intérieur, de 1 à 10 cent.	Les alcalis et leurs carbonates, l'eau de chaux, les acides sulfurique et hydrochlorique, les sels neutres, les hydrosulfates, les sulfures, les savons, l'alun, le borax, les infusions végétales astringentes, l'absinthe, les substances albumineuses, le lait, les sulfates de fer, de zinc, de cuivre, de magnésie (*), de soude (*).
Acétate de potasse, terre foliée de tartre, intérieur, de 15 à 50 gr.	Les acides minéraux, les fruits acides.
Acétate de soude, terre foliée minérale, intérieur de 5 à 20 gr.	Les acides minéraux, les fruits acides, la plupart des sels.

* Les contre-poisons sont désignés par un astérisque (*) ; les doses que nous indiquons doivent être administrées dans les 24 heures.

Noms des substances	**incompatibles avec**
ACIDE ARSÉNIEUX, arsénites et arséniates, intérieur, de 3 mill. à 1 cent. pilules.	L'hydrate de fer, l'oxide de fer, l'hydro-sulfate de potasse, l'eau de chaux, les infusions et décoctions de quinquina, la magnésie calcinée (*), le sesqui-oxide de fer (*).
ACIDE BORIQUE, sel sédatif de Homberg, intérieur 50 cent. à 2 gr. par kil. d'eau.	Les acides, la potasse, les sulfates et muriates de chaux et de magnésie.
ACIDE CHLORHYDRIQUE ou muriatique, intérieur, 1 sur 3 d'eau, 2 à 30 gr. par kil. d'eau, limonade.	Les alcalis, les sels d'argent, de mercure, les oxides métalliques, les sels des acides végétaux.
ACIDE CITRIQUE, de 2 à 4 gr. par kil. d'eau, limonade. SUC DE CITRON, de 30 à 100 gr. par kil. d'eau, tisane, limonade.	Les acides sulfurique, nitrique, tartrique, oxalique, les acétates de plomb, de cuivre, les carbonates terreux et alcalin, l'eau de chaux, le chlorure de baryum, le mercure.
ACIDE PHOSPHORIQUE, de 1 à 5 gr. en potion, pilules.	Les alcalis, les carbonates, le borax, les tartrates alcalins, le succinate d'ammoniaque, l'acétate de mercure.
ACIDE ACÉTIQUE, vinaigre, intérieur, de 15 à 30 gr. 1 kil. d'eau.	Le tartrate de potasse, de soude et d'ammoniaque, l'alcali volatil, les oxides métalliques, le calomel.
ACIDES MINÉRAUX.	La magnésie (*), le carbonate de potasse (*), l'eau de savon (*).
ACIDE CYANHYDRIQUE, prussique, l'essence d'amandes amères, l'eau de laurier-cérise, l'acide cyanhydrique médicinal de 30 cent. à 1 gr. en potion, julep.	L'ammoniaque liquide étendu (*), l'eau chlorée (*), les acides minéraux, les sels de fer, de mercure, les sulfures, le calomel avec lequel il se forme un poison.
AMMONIAQUE LIQUIDE, alcali volatil, intérieur 30 à 50 cent., potion. 1 à 2 gr. par kil. d'eau.	Les acides, les sels métalliques, les carbonates alcalins, l'alun, l'eau vinaigrée (*).
ANGUSTURE, infusion de 15 à 30 gr. par kil. d'eau.	Le tannin et les corps qui en renferment, les acides concentrés, la potasse, le sulfate de fer, de cuivre, le sublimé.

Noms des substances   incompatibles avec

Noms des substances	incompatibles avec
Azotate d'argent, nitrate d'argent, intérieur, de 3 mill. à 60 cent. progressivement.	Les alcalis fixes, les acides hydrochlorique, sulfurique, tartrique, les savons, l'arsenic, les hydrosulfates, les hydrochlorates, les infusions végétales astringentes, les amandes amères, la solution de sel de cuisine (*).
Azotate de potasse, nitrate de potasse, sel de nitre, de 50 cent. à 2 gr.	L'acide sulfurique, l'alun, les sulfates de magnésie, de fer, de zinc, de cuivre.
Borax, borate de soude, 25 cent. à 1 gr. potion, de 2 à 10 gr. pour 100 gr. d'eau gargarisme.	Les acides, la potasse, les sulfates et muriates de chaux et de magnésie.
Cachou ou terre de japon, 4 à 10 gr. par kil. d'eau.	Les alcalis, les sels métalliques et surtout ceux de fer, la gélatine.
Camomille (fleurs), 5 à 15 gr. par kil. d'eau.	La solution de gélatine, l'infusion de quinquina, le sulfate de fer, le nitrate d'argent, les sels de plomb, le sublimé.
Carbonate de potasse (sous), 30 cent. à 4 gr. potion, solution. **Potasse caustique.** **Carbonate de soude et soude caustique**, bi-carbonate de soude et bi-carbonate de potasse.	Les acides, l'eau de chaux, les sulfates de magnésie, de cuivre, de zinc, de fer, l'alun, les hydrochlorates d'ammoniaque, de fer, de mercure, le nitrate d'argent, l'émétique, l'acétate de cuivre, l'arsenic, l'eau vinaigrée (*).
Cascarille, infusion de 5 à 15 gr. par kil. d'eau.	L'eau de chaux, les infusions de noix de galle, de quinquina, les sulfates de fer, de zinc.
Casse, infusion de 60 à 120 gr. par kil. d'eau.	L'alcool.
Chêne (écorce), décoction de 10 à 30 gr. par kil. d'eau.	La décoction de noix de galle.
Chlore liquide, de 10 à 60 gr. en potion.	Le nitrate d'argent, la gélatine, l'acide hydrocyanique, les amandes amères, l'eau albumineuse.

Noms des substances — incompatibles avec

Noms des substances	incompatibles avec
CHLORURE DE MERCURE (deuto), sublimé corrosif, de 3 m. à 2 cent. pilules et potion.	Les alcalis, les carbonates et sulfures alcalins, le savon, le tartre stibié, le fer, le cuivre, le plomb, le mercure métallique, le nitrate d'argent, le gluten, les huiles volatiles, les infusions et décoctions astringentes, l'angusture, les amandes amères. Sa dissolution se décompose par la seule action des rayons solaires ; les corps combustibles, le sucre, le miel, le pain le décomposent lentement ; l'albumine (*).
CHLORURE DE MERCURE (proto), calomel, 25 à 50 centigr. pilules.	Les alcalis, l'eau de chaux, les sulfures de potasse et d'antimoine, le fer, le cuivre, l'acide hydrocyanique et les substances qui en contiennent (on le dit poison violent dans ces derniers cas) ; amandes amères, eau de laurier-cérise.
CHLORURE D'OR ET DE SOUDE ET CHLORURE D'OR, 2 à 5 mill. en pilules, solution et frictions sur la langue.	Les sucs végétaux acides, gommeux, sucrés ; les alcalis, le protosulfate de fer. Gorger le malade de boissons mucilagineuses (*).
CHLORURE DE SODIUM, sel de cuisine, de 4 à 10 gr. dans 100 gr. d'eau.	Les sels d'argent, les acides minéraux.
CHLORATE D'AMMONIAQUE (hydro), sel ammoniac, de 30 c. à 8 gr. pilules et potion.	Les oxides de la seconde classe, les sels de plomb, d'argent, les acides nitrique, sulfurique, la potasse, la soude et leurs carbonates, la chaux.
CIGÜE (feuilles), de 20 à 30 cent. par kil. d'eau.	Les acides, après les vomitifs, l'eau vinaigrée (*).
COCHLÉARIA, infusion de 20 à 60 gr. par kil. d'eau.	Les carbonates alcalins, le sublimé, le nitrate d'argent, l'infusion de quinquina et de noix de galle.
CONSOUDE, décoction de 15 à 30 gr. par kil. d'eau.	Le fer, ses préparations et ses composés.
CYANURE DE POTASSIUM, de 1 à 30 cent. progressivement, potion, pilules.	Tous les acides, la plupart des sels métalliques, la digitale en poudre, l'eau chlorée (*), l'ammoniaque étendue (*).

Noms des substances	incompatibles avec
Digitale pourprée, infusion de 1 à 4 gr. par kil. d'eau; poudre de 5 c. à 1 gr.	Le sulfate de fer, l'acétate de plomb, l'infusion de quinquina, le cyanure de potassium, après les vomitifs, l'eau vinaigrée (*).
Emétine, 1 à 5 cent. pilules.	L'acide gallique, l'acide nitrique, l'infusion de noix de galle (*), de quinquina (*).
Fer, 25 c. à 4 gr. progressivement, pilules, bols.	Le deuto et proto-chlorure de mercure.
Gaïac, décoction de 30 à 120 gr. pour 500 gr. d'eau.	Les acides minéraux.
Houblon, infusion de 15 à 60 gr. par kil. d'eau.	Les sels de fer.
Iode, 3 à 10 c. pilules.	L'émétique, les alcalis végétaux, légère décoction d'amidon (*), lavement amidonné (*).
Iodure de potassium, de 5 c. à 5 gr. et même 10 gr. solution, pilules, capsules.	Les sels de plomb, légère décoction d'amidon (*), lavement amidonné (*).
Ipécacuanha, poudre de 50 cent. à 2 gr. qu'on administre en 2 ou 3 fois.	Les acides végétaux, les infusions astringentes.
Kermès minéral et soufre doré d'antimoine, 30 à 50 cent. comme émétique; de 5 à 20 cent. comme stimulant.	Tous les acides.
Kino, décoction de 4 à 10 gr. par kil. d'eau.	Les sels de fer, les acides minéraux, l'émétique, la gélatine.
Laurier-cerise, de 30 à 100 gr. d'eau distillée.	Le calomel qui, en rapport avec l'eau de laurier-cerise, produit un poison. L'ammoniaque étendue (*), l'eau chlorée (*).
Lierre terrestre, 10 à 20 g. par kil. d'eau bouillante.	Les sels de fer, d'argent.

Noms des substances	**incompatibles avec**
MÉLISSE, infusion de 5 à 10 g. par kil. d'eau.	Le sulfate de fer, le nitrate d'argent, l'acétate de plomb.
MENTHE, infusion de 5 à 10 gr. par kil. d'eau.	Les mêmes que la mélisse.
MORPHINE et ses sels, de 1 à 10 cent. pilules et potion.	Les alcalis fixes, les acides concentrés, les oxides métalliques, le sublimé, le nitrate d'argent, les infusions et teintures contenant le tannin (*), le vinaigre et acides végétaux (*), l'infusion et décoction de café (*), la décoction de noix de galle et de quinquina (*).
MUSC, 25 cent. à 4 g. pilules.	Le deuto-chlorure de mercure, le sulfate de fer, le nitrate d'argent, l'infusion de quinquina.
NOIX DE GALLE, infusion et décoction de 4 à 15 gr. par kil. d'eau.	Les carbonates alcalins, l'eau de chaux, les sulfates de fer et de zinc, l'acétate de plomb, le sublimé, la gélatine, l'alun, l'émétique.
OR, poudre, de 2 à 25 cent. en friction sur la langue.	Le proto-sulfate de fer.
OPIUM, ses sels et ses préparations, de 1 à 10 cent.	L'ammoniaque, les carbonates de soude et de potasse, le sublimé, le nitrate d'argent, l'acétate de plomb, les sels de cuivre, de fer, de zinc; l'infusion de noix de galle (*), de café (*), le vinaigre et acides végétaux (*).
ORANGER, feuilles, fleurs, écorce, infusion de 5 à 15 g. par kil. d'eau.	Le sulfate de fer, l'infusion de quinquina jaune, l'eau de chaux, l'émétique.
OXIDE DE ZINC, de 30 cent. à 2 gr. progressivement, pilules et potion.	Les acides, les sels, la belladone.
PHOSPHORE, de 1 à 5 cent. dissous dans une huile grasse.	L'eau qui le précipite de ses dissolutions éthérées et alcooliques; abondantes boissons contenant la magnésie en suspension (*).
QUASSIA AMARA, infusion de 5 à 15 gr. par kil. d'eau.	Le nitrate d'argent, l'acétate de plomb.

Noms des substances | incompatibles avec

Noms des substances	incompatibles avec
Quinquina, infusion de 10 à 30 gr. par kil. d'eau, poudre de 30 cent. à 2 gr. comme tonique.	Les acides concentrés, les alcalis, les sels de fer, le sulfate de zinc, le nitrate d'argent, l'alun, le sublimé, l'émétique, les infusions amères et astringentes (camomille, cachou, colombo, rhubarbe).
Quinine et ses sels, de 50 cent. à 2 gr. pilules, potion.	Les alcalis, les oxalates, les tartrates, les infusions de noix de galle et astringentes.
Ratannia, infusion de 15 à 30 gr. par kil. d'eau.	Les sels de fer, la gélatine, les acides minéraux, le raifort.
Raifort sauvage, infusion de 15 à 30 gr. par kil. d'eau.	Les carbonates alcalins, le sublimé, le nitrate d'argent, les infusions amères et astringentes.
Rhubarbe, 30 à 60 c. comme tonique, de 4 à 20 gr. par kil. d'eau comme purgatif.	Les acides forts, l'eau de chaux, les sulfates de fer, de zinc, le nitrate d'argent, le deuto-chlorure de mercure, l'émétique, les infusions astringentes.
Roses, infusion de 8 à 15 gr. par kil. d'eau.	Les sels de fer, de zinc, la gélatine, l'eau de chaux.
Salsepareille, déc. de 30 à 120 gr. par kil. d'eau.	L'infusion de noix de galle, l'eau de chaux, l'acétate de plomb, le nitrate de mercure.
Saule (écorce), déc. de 30 à 60 gr. par kil. d'eau.	La gélatine, les sels de fer, les carbonates de potasse et d'ammoniaque, l'eau de chaux.
Sureau (fleurs), infusion de 5 à 15 gr. par kil. d'eau.	Le sublimé, l'acétate de plomb.
Sulfate de cuivre (vitriol bleu), de 5 à 20 cent. dans 200 gr. d'eau comme émétique.	Les alcalis et leurs carbonates, les sulfures, les savons, le borax, les sels de plomb, l'acétate de fer, les infusions et teintures astringentes, l'angusture, l'albumine (*), et de tous les sels de cuivre solubles.
Sulfate de magnésie, de 10 à 60 gr. comme purgatif.	Les hydrochlorates de baryte, de chaux et d'ammoniaque, les carbonates de potasse et de soude.
Sulfate de potasse (sel de Duobus), 15 à 60 gr. purgatif.	Les sels de baryte et de plomb.

Noms des substances   incompatibles avec

SULFATE DE SOUDE (sel de Glauber), 30 à 60 gr. purgatif.

Les mêmes que le sulfate de potasse.

SULFATE DE ZINC (vitriol blanc), de 50 cent. à 1 gr. émétique ; de 50 cent. à 1 gr. dans 200 gr. d'eau, injection.

Les alcalis, les carbonates alcalins, les sels de plomb, de baryte, le tannin, le lait (*), les mucilages, les hydrosulfates, l'absinthe.

SULFURE DE POTASSIUM (foie de soufre), 30 cent. à 1 gr. pilules, sirop, 60 à 200 gr. par bain.

Les acides, les sels acides.

TANNIN (acide tannique), de 2 à 5 cent. stomachique, de 50 cent. à 2 gr. astringent.

L'albumine, la gélatine, les bouillons, le petit-lait, les émulsions, les carbonates alcalins, les sels métalliques, surtout ceux de fer et d'antimoine. Le tannin (*) est un excellent contre-poison de la morphine, des autres alcaloïdes végétaux et de leurs sels.

TARTRATE ACIDE ou acidule de POTASSE (ou crême de tartre), de 8 à 15 gr. par 500 gr. d'eau tempérante, de 20 à 30 gr. purgatif.

Les sels de chaux, de plomb, les acides concentrés.

TARTRATE D'ANTIMOINE ET DE POTASSE, émétique de 5 à 15 cent. vomitif.

Les acides concentrés, les oxides métalliques de la deuxième classe et leurs carbonates, les savons, l'acide gallique, les substances amères et astringentes, la rhubarbe et l'iode, le quinquina (*), forte décoction de noix de galle (*).

TARTRATE DE POTASSE ET DE FER, de 50 cent. à 2 gr. pilules et en dissolution.

Les acides forts, l'eau de chaux, l'acide hydrochlorique et les hydrochlorates, les infusions végétales astringentes.

TAMARIN et pulpe, comme purgatif de 60 à 100 gr. par kil. d'eau.

Les sels à base de potasse, les carbonates alcalins, l'eau de chaux, l'émétique.

THÉ, infusion théiforme de de 1 à 10 g. par kil. d'eau.

Les sels de fer, la gélatine, l'eau de chaux.

TORMENTILLE, de 15 à 60 gr. par kil. d'eau.

Le sulfate de magnésie, la gélatine, les alcalis, les sels métalliques, surtout ceux de fer.

Noms des substances   incompatibles avec

Valérianate de quinine, mêmes doses que le sulfate de quinine.	Avec presque tous les acides.

Supplément aux contre-poisons.

De la scille, de l'œnanthe, de l'aconit, l'ellébore, du varaire, de la vératrine, du colchique, de la belladone, du datura, du tabac, de la digitale, des diverses espèces de ciguë, du laurier-rose, du mouron des champs, de l'aristoloche, de la rue, du tanguin.	Après avoir expulsé ces matières par le haut ou par le bas au moyen des vomitifs et des éméto-cathartiques, on fera usage des boissons acidulées, et principalement de l'eau vinaigrée, par petites doses souvent renouvelées (*).
De la strychnine, de la brucine, de la noix vomique, de la fève de Saint-Ignace, de l'upas-tieuté, de la fausse angusture, le camphre, la coque du Levant et la picrotoxine.	Après les vomissements, l'eau éthérée, l'essence de térébenthine, l'eau chlorée ; le tannin, 2 gr. par litre d'eau, le charbon (?), l'insufflation prolongée de l'air dans les poumons pendant deux ou trois heures (*).
Champignons vénéneux.	L'éther, le sel commun, l'eau vinaigrée, l'ammoniaque, le tannin : tous ces moyens ne doivent être administrés qu'après l'expulsion des champignons, en employant les vomitifs et les éméto-cathartiques.
Seigle ergoté.	L'eau vinaigrée, le jus de citron exprimé dans de l'eau.

TRAITEMENT GÉNÉRAL.

Quand le médecin ne pourra pas déterminer la nature du poison, il ordonnera le mélange suivant :

Magnésie calcinée. Charbon pulvérisé. Sesqui-oxide de fer	ãã P E dans eau q. s.

———